DE L'EMPLOI

DES

EAUX MINÉRALES

DANS LE TRAITEMENT

DES ACCIDENTS CONSÉCUTIFS

DE

LA SYPHILIS

PAR LE DOCTEUR

CONSTANTIN JAMES

Auteur du Guide pratique aux principales eaux minérales
de la France et des pays étrangers.

PARIS

VICTOR MASSON, LIBRAIRE-ÉDITEUR

PLACE DE L'ÉCOLE-DE-MÉDECINE, 17.

1852

DE L'EMPLOI

DES EAUX MINÉRALES

DANS LE TRAITEMENT

DES ACCIDENTS CONSÉCUTIFS DE LA SYPHILIS.

Paris. — Imprimerie de L. MARTINET, rue Mignon, 2.
(Quartier de l'Ecole-de-Médecine.)

DE L'EMPLOI

DES

EAUX MINÉRALES

DANS LE TRAITEMENT

DES ACCIDENTS CONSÉCUTIFS

DE

LA SYPHILIS

PAR LE DOCTEUR

CONSTANTIN JAMES

Auteur du Guide pratique aux principales eaux minérales
de la France et des pays étrangers.

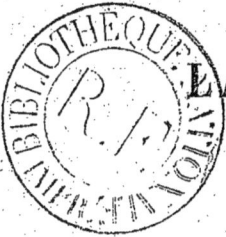

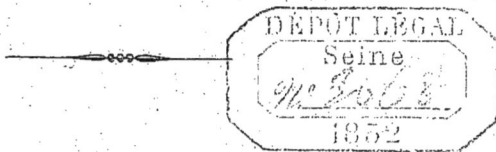

PARIS

VICTOR MASSON, LIBRAIRE-ÉDITEUR

PLACE DE L'ÉCOLE-DE-MÉDECINE, 17.

1852

DE L'EMPLOI

DES EAUX MINÉRALES

DANS LE TRAITEMENT

DES ACCIDENTS CONSÉCUTIFS DE LA SYPHILIS.

———

S'il est une maladie qui exerce de cruels ravages parmi les populations, et qui ait le triste privilége de se transmettre par voie d'hérédité, cette maladie est la syphilis. Visitez nos hôpitaux, nos musées pathologiques, et vous serez épouvantés du spectacle que vous aurez sous les yeux. J'ajouterai même: descendez dans l'intérieur des familles les plus favorisées par la naissance et la fortune, et là encore vous retrouverez souvent sa fatale empreinte. C'est que la syphilis, une fois qu'elle est passée dans le sang, fait en quelque sorte partie constituante de l'organisme. Vous vous croyez guéri parce que les accidents primitifs ont cessé, que les forces et l'embonpoint sont revenus, qu'aucune sensation de malaise ne trahit en vous un vice intérieur; mais prenez garde. Il en est du virus syphilitique comme du virus de la rage: il peut rester silencieux et inaperçu pendant des mois et même des années, puis tout à coup il éclatera quand vous aurez perdu jusqu'au souvenir de ses premières atteintes.

Telle est l'histoire des accidents secondaires ou tertiaires de la syphilis, histoire d'autant plus affreuse que, pendant sa période d'incubation, la maladie s'est en quelque sorte transformée. On pourra méconnaître ainsi tout à la fois et sa nature et son origine. Que sera-ce s'il s'agit d'un père de famille qui ait, sans le savoir, inoculé aux êtres qui lui sont les plus chers un épouvantable mal !

Je dis qu'il ne le saura pas. C'est qu'en effet les accidents consécutifs de la syphilis ne s'attaquent pas de préférence, comme les primitifs, aux organes génitaux, et ne sont pas, comme eux, inoculables par voie directe et immédiate. Ainsi, une jeune femme dont le mari aura eu autrefois une blennorrhagie ou un chancre pourra jouir d'une santé parfaite tant qu'elle ne sera pas grosse. Mais qu'elle le devienne : des accidents indépendants de son nouvel état vont se manifester; elle donnera le jour à un enfant frêle et maladif, et elle-même ne se rétablira pas complétement. Que s'est-il donc passé? Son mari portait en lui, à son insu, le virus syphilitique qu'on avait à tort cru neutralisé; il l'a transmis au germe qu'il a fécondé, puis le germe, à son tour, l'a transmis à la mère au moyen des communications qui unissent le placenta à l'utérus. Ainsi, voilà deux existences menacées, peut-être même compromises, tandis que celui qui est l'unique cause de tant de maux pourra conserver longtemps encore toutes les apparences d'une santé florissante. Heureux si, fort de ce qu'il appelle le témoignage de sa conscience, il n'élève pas sur la vertu de sa femme d'injustes et odieux soupçons!

C'est aujourd'hui surtout que de semblables accidents sont à redouter, et en voici la raison.

On ne veut plus voir en général dans toute blennorrhagie qu'une inflammation simple du canal de l'urètre, et par suite on ne la traite plus par le mercure. Le chancre lui-même, ce type de la vérole, pour peu qu'il ait pu être cautérisé dès les premiers jours de son apparition, n'est regardé non plus que comme une ulcération ordinaire, pouvant guérir également sans l'emploi des préparations mercurielles. Qu'en résulte-t-il? C'est que certaines blennorrhagies virulentes passent inaperçues; de même certains chancres dont on aura cru par la cautérisation avoir modifié la nature, conserveront toute leur malignité: ce seront plus tard des foyers d'infection d'autant plus dangereux que l'existence même du virus sera plus facilement méconnue.

Les anciens, je le sais, abusaient du mercure: ils le donnaient pour trop de cas, et à des doses trop élevées. Mais n'est-il pas à craindre que le défaut contraire, qu'on peut avec quelque raison nous reprocher, soit plus préjudiciable encore? Voyez plutôt les conséquences qui en découlent.

Un jeune homme qui a eu, comme tant d'autres, une jeunesse orageuse, désire se marier. C'est pour lui une affaire de conscience et d'honneur de s'en-

quérir près du médecin s'il est guéri radicalement.
Or, pourrez-vous toujours et avec certitude, à l'aide
des moyens d'investigation dont la science dispose,
affirmer qu'il ne reste en lui aucun levain syphilitique, surtout si nul traitement mercuriel n'a encore
été suivi? Écoutons à cet égard M. Ricord, notre
maître à tous pour ce qui a trait à ces matières.

« *Nous ne possédons pas*, dit-il, *de critérium in-
contestable* pour distinguer et diagnostiquer à coup
sûr les accidents qui résultent de l'empoisonnement
général par la vérole. L'antécédent bien caractérisé
et reconnu, en l'absence de toute autre cause appré-
ciable, la forme dans tous les cas, la marche particulière, les concomitants et les résultats de certains
traitements, conduisent, le plus ordinairement, à un
diagnostic rationnel, *mais bien souvent contestable*,
lorsqu'il s'agit de symptômes que des causes autres
que la syphilis peuvent produire ou considérablement modifier, telles que certaines affections cutanées, glandulaires, osseuses, etc. (1) »

Ainsi la médecine, par l'organe d'un de ses plus
savants interprètes, déclare ne point trouver dans
ses seules ressources actuelles le moyen de résou-
dre ce redoutable problème. Cependant ce moyen
existe, moyen sûr, facile, infaillible : il nous est
fourni par les eaux minérales.

Certaines eaux, en effet, jouissent de la remar-

(1) Traité pratique des maladies vénériennes, par Ph. Ricord,
p. 601.

quable propriété d'appeler au dehors le virus syphilitique caché profondément au sein des tissus, ou bien,
quand la présence de ce virus se trahissait déjà par
des signes douteux, de rendre le diagnostic plus net
et plus certain. Ce n'est pas tout. En même temps
qu'elles démasquent, pour ainsi dire, la maladie vénérienne, les eaux contribuent puissamment à la
guérir. Enfin, sous leur influence, le mercure pourra
être administré sans danger, et même il fera disparaître les lésions que son usage immodéré ou intempestif aurait déjà causées.

Ces faits, lorsque je les annonçai dans mon GUIDE
PRATIQUE (1), furent accueillis avec un sentiment de
surprise mêlé de quelque incrédulité. On se de-
manda comment ils avaient pu si longtemps passer
inaperçus, où étaient mes preuves, sur quels docu-
ments authentiques je les établissais, et si je ne m'étais
pas abusé sur leur interprétation ou leur valeur.

La question de la syphilis est une question trop
grave, elle intéresse trop directement la santé publique, pour qu'après l'avoir soulevée, je ne me sois pas
fait un devoir d'en compléter la démonstration. Aussi
ai-je immédiatement fait appel à ceux de nos confrè-
res que leur position près des sources mettait à
même de voir les eaux minérales en quelque sorte à
l'œuvre, et de suivre une à une toutes les diverses
phases du traitement. Cet appel a été entendu. Grâce

_____

(1) GUIDE PRATIQUE AUX PRINCIPALES EAUX MINÉRALES, par le docteur Constantin James. Page 101 et suivantes.

aux nombreux matériaux qui m'ont été adressés de
toutes parts avec le plus bienveillant empressement,
j'ai pu réunir et comparer les résultats pratiques
obtenus à Baréges, à Cauterets, à Luchon, à Aix-la-
Chapelle, à Aix en Savoie, à Louèche, en un mot
dans les principaux thermes où l'on traite avec le plus
de succès les accidents vénériens. Eh bien! LE TÉ-
MOIGNAGE DES MÉDECINS SPÉCIAUX A ÉTÉ UNANIME. Je crois
donc ne pas trop m'avancer en déclarant que les opi-
nions consignées dans le travail que je publie aujourd'hui sont les leurs, au même titre qu'elles sont
les miennes, puisque, à côté de mes propres remarques,
je n'ai fait souvent que transcrire les formules qu'ils
avaient bien voulu me communiquer.

Mon travail sera divisé en trois parties. Dans la
première, j'envisagerai les eaux minérales comme
moyen diagnostique de la syphilis; dans la seconde,
comme moyen curatif de cette affection; dans la troisième, comme moyen préservatif et auxiliaire du
traitement mercuriel.

§ I.

DES EAUX MINÉRALES COMME MOYEN DIAGNOSTIQUE DE LA SYPHILIS.

Deux cas peuvent se présenter : ou bien il n'existe
aucun signe de la présence de la syphilis, ou bien
certains signes existent, mais pas assez tranchés pour
caractériser cette affection. Dans le premier cas, les
eaux développeront de toutes pièces des phénomènes

vénériens ; dans le second, ils dessineront en caractères plus nets ceux qui existaient déjà.

La manière dont les eaux agissent ici est facile à
analyser et à comprendre. Le principe minéralisa-
teur, en pénétrant dans l'organisme, provoque une
excitation générale et profonde ; *il heurte à toutes
les portes*, met en mouvement toutes les humeurs,
remue toutes les fibres et détermine un travail inter-
stitiel et dépuratif qui aboutit au dehors par une
sorte d'ébullition. En même temps, la fièvre thermale
éclate. Cette fièvre, qui n'est pas sans quelque analogie avec celle qui appartient aux maladies érupti-
ves, se calmera à mesure que le virus syphilitique se
sera fait jour au dehors. D'anciennes blennorrhagies
redeviendront fluentes ; des chancres cicatrisés depuis
longtemps se rouvriront et fourniront un pus icho-
reux ; de même les plaies, les ulcérations, les tumeurs
qui étaient indolentes avant l'emploi des eaux de-
viendront animées et douloureuses. Ainsi vous aurez
substitué à un état chronique un état aigu, à une
maladie incertaine une maladie des plus significatives.

Ce n'est point au début même de la cure, mais seulement au bout de quelques jours, alors que l'économie se trouve complétement saturée de l'élément minéral, que la crise apparaît.

On comprend que celle-ci n'affecte pas toujours la
même marche ni la même manifestation. Tantôt la
réaction fébrile sera légère et le développement des
accidents vénériens très limité ; d'autres fois, au contraire, la fièvre sera des plus violentes, et vous serez

effrayé de la révolution qui s'opérera dans tout l'organisme. Je citerai, à cette occasion, le fait suivant que M. Barrié, médecin inspecteur des eaux de Bagnères-de-Luchon, me racontait récemment.

Monsieur X..., âgé aujourd'hui de quarante-huit ans, a eu, il y a une vingtaine d'années, un chancre pour lequel il fut soigné par un des premiers médecins de Lyon. On lui fit suivre un traitement mercuriel. Guéri complétement, du moins en apparence, il se maria. Sa santé, depuis cette époque, avait toujours été parfaite, lorsque, dans ces derniers temps, elle commença à s'altérer. Il maigrit, perdit ses forces ; toutes ses fonctions devinrent languissantes ; puis il survint au cuir chevelu quelques petits boutons et de légères taches eczémateuses, d'apparence herpétique. On crut que chez lui les humeurs étaient en mouvement et qu'une médication fortifiante et dépurative était indiquée. Il fut envoyé à Luchon.

M. Barrié lui fit prendre l'eau sulfureuse en boisson, en bains et en douches. Rien de particulier ne survint dans les premiers jours, lorsque tout à coup une crise terrible éclata, accompagnée d'une fièvre des plus violentes. Des chancres tout à fait caractéristiques se développèrent presque simultanément à l'intérieur des narines, au voile du palais, dans le pharynx, sur les gencives, les lèvres, les joues et jusque dans la profondeur du conduit auditif, au point que le malade devint complétement sourd. Heureusement ces chancres cédèrent, ainsi que les autres accidents, à l'emploi des médicaments spécifiques que nous allons bientôt indiquer, et M. X... quitta les eaux entièrement rétabli.

Arrêtons-nous un instant sur cette observation, car elle me paraît intéressante à plus d'un titre, et l'on peut en faire de très utiles applications.

Et d'abord nous voyons se développer, après un laps de vingt années, des symptômes vénériens chez une personne qui a pris du mercure.

Il n'est peut-être point, dans la grande majorité des cas, de traitement plus simple, et cependant plus difficile à suivre, que le traitement mercuriel. En effet, des convenances de famille, de position, d'état, le respect de soi-même, la crainte de donner l'éveil, obligent presque toujours le malade à s'écarter du régime que le médecin lui a prescrit. Comment, par exemple, un jeune homme qui va dans le monde pourra-t-il, pendant tout un hiver, s'abstenir de vin pur, de glaces et de punch? Pour quel motif ira-t-il refuser de certains mets dont il se montrait la veille encore si friand? Bien souvent il devra céder pour éviter les soupçons d'un refus. Or le mercure ne pourra déraciner le virus du sein de l'organisme qu'à la condition qu'il sera secondé par une sévère et intelligente hygiène. Ne nous hâtons donc pas de l'accuser d'impuissance, par cela seul que des accidents vénériens se manifesteront plus tard, car c'est souvent au malade lui-même que les reproches devront être plus justement adressés.

Chez M. X..., l'éruption du cuir chevelu ressemblait à une simple dartre : elle donnait ainsi le change sur la nature même de l'affection dont elle était le symptôme.

C'est que, en effet, plus la syphilis constitutionnelle séjourne dans nos organes, plus elle tend à se transformer et à revêtir les caractères de l'herpès. Défiez-vous de ces éruptions cutanées, (psoriasis, pityriasis, eczéma chronique) que les traitements ordinaires ne peuvent ni guérir, ni même sensiblement modifier. Pour peu qu'il existe quelque antécédent vénérien, vous avez peut-être affaire à une infection générale. C'est alors que l'épreuve des eaux devient une excellente pierre de touche qu'il ne faut pas négliger.

Comment expliquer que chez M. X... l'élément syphilitique, qui pendant vingt ans n'avait pas manifesté sa présence, ait tout à coup fait explosion, escorté d'un si formidable entourage?

C'est que l'ancienneté même de la maladie ajoute à sa malignité, de sorte que ce qui n'était qu'une simple diathèse devient une cachexie véritable. L'universalité des tissus s'est graduellement imprégnée du virus, et, par conséquent, il n'y a rien d'étonnant à ce que ce même virus se soit fait jour par toutes les issues. Vous ne devez voir non plus, dans la fièvre thermale, qu'un effort salutaire de la nature. Cette fièvre est tellement indispensable au succès du traitement, que les eaux les plus efficaces sont précisément celles où elle se montre la plus intense, et où les phénomènes éruptifs sont les plus développés. Sous ce rapport, Louèche, surtout à cause de sa poussée, me paraît être la source dépurative par excellence.

Ainsi l'âge de la maladie fournit au médecin d'utiles renseignements. Si l'infection vénérienne a eu lieu depuis longtemps, vous ordonnerez les sources les plus puissantes ; si, au contraire, elle est moins ancienne, vous préférerez des eaux moins actives.

Mais qu'on n'oublie pas que les eaux, même les plus douces, seraient nuisibles à une époque trop rapprochée de celle où la maladie a été contractée. De même, en effet, qu'elles ne conviennent jamais dans les accidents primitifs de la syphilis, à cause de l'inflammation qui complique ces accidents, de même aussi il faut qu'un certain temps se soit écoulé avant qu'on puisse en faire usage. Si l'on employait les eaux alors que la période aiguë serait à peine calmée, on aurait à craindre que la stimulation minérale ne devînt trop vive, et que par suite on ne pût ni la diriger, ni même en être maître.

Les considérations que je viens de développer et les conséquences qui en découlent ne s'adressent pas seulement à un fait particulier : elles sont également applicables, mais à des degrés différents, à tous les cas de syphilis constitutionnelle.

J'ai raisonné jusqu'ici dans l'hypothèse où la personne qui est venue réclamer le bénéfice des eaux portait en elle le principe de la syphilis. Supposons maintenant que ce principe avait été complétement neutralisé par les traitements antérieurs. A quels signes devra-t-on reconnaître que le virus était détruit et qu'aucun accident consécutif n'est plus à redouter ?

On le reconnaîtra à l'absence même des symptômes
que nous avons dit se développer par l'action des
eaux dans les cas d'infection vénérienne. S'il n'est
survenu d'autres phénomènes que ceux qui résultent
de l'excitation minérale ou de maladies étrangères à
la syphilis, on doit regarder l'épreuve comme termi-
née et la guérison comme définitive.

§ II.

DES EAUX MINÉRALES COMME MOYEN CURATIF DE LA SYPHILIS.

Voici le terrain déblayé. Il ne saurait plus être
question maintenant des malades exempts de la syphilis, mais seulement de ceux chez lesquels les eaux
ont révélé l'existence de cette affection. Exami-
nons comment on devra procéder à leur égard.

Aussitôt que les accidents ont pris un caractère
aigu, il faut avoir soin de diminuer la durée du
bain, d'abaisser sa température, ou même de sus-
pendre entièrement l'usage de l'eau minérale, pour
ne plus employer que les moyens les plus adoucis-
sants. On ne saurait, à cette période du traitement,
procéder avec trop de prudence et de réserve. Lorsque, au bout de quelques jours, l'excitation thermale
sera calmée, vous devrez de nouveau avoir recours
aux eaux. Mais alors deux circonstances peuvent
s'offrir : dans l'une, les phénomènes vont aller
graduellement en s'amendant jusqu'à ce qu'ils aient
complétement disparu; dans l'autre, ils resteront

stationnaires ou même ils tendront à s'aggraver de nouveau.

C'est que les accidents consécutifs de la syphilis n'ont pas tous la même nature, ni par suite le même degré de gravité. Les uns ne sont en quelque sorte que le résidu de la maladie, et ils persistent quand bien même la cause qui les a produits a disparu : ceux-là guériront par la seule action des eaux. Les autres, au contraire, dépendent non plus du passage, mais de la présence actuelle du virus dans l'organisme : dans ce cas, les eaux seront impuissantes à guérir par leur seule vertu intrinsèque, et il faudra leur adjoindre l'emploi des spécifiques.

On comprend que c'est là une distinction fondamentale. Afin de rendre ma pensée d'une manière plus sensible encore, je dirai que, dans le premier cas, il s'agit de remédier à un incendie dont le feu est éteint, tandis que, dans le second, il faut à la fois éteindre le feu et remédier à l'incendie.

Parmi les phénomènes qui peuvent n'avoir ainsi de syphilitique que leur origine, je mentionnerai spécialement le suintement urétral connu sous le nom de *goutte militaire*, et une espèce particulière de pharyngite que je n'ai vue, malgré sa fréquence, ni décrite, ni même indiquée nulle part. Un mot sur chacune de ces deux affections.

La goutte militaire ne dépend pas toujours d'un chancre larvé ni d'un rétrécissement de l'urètre. Elle peut être simplement le produit d'une hypersécrétion de la muqueuse, semblable à celle qui per-

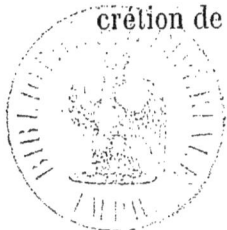

3

siste quelquefois dans les fosses nasales, à la suite
d'un violent coryza. C'est ce que M. Ricord appelle
un *rhume du canal*. Or les eaux minérales, surtout
les eaux sulfureuses, triomphent presque toujours
de ce suintement qui, par sa ténacité aux remèdes,
fait le désespoir du malade et du médecin. Sous leur
influence, une blennorrhagie artificielle se déclare,
offrant les mêmes symptômes, mais avec une inten-
sité bien moindre, que celle qui résulterait de rela-
tions impures. Pendant huit ou dix jours, l'écoulement est coloré, abondant, épais; puis il diminue,
puis il finit par disparaître, sans qu'on ait dû recourir à ces moyens pharmaceutiques dont les malades ont déjà fait usage, et dont ils n'ont même
que trop souvent abusé.

Quant à la pharyngite qu'on observe si souvent
chez les individus qui ont été soumis à un traitement mercuriel pour des affections syphilitiques
actuellement guéries, il est plus facile d'en indiquer
le diagnostic que d'en préciser la nature. On la reconnaît aux signes suivants :

Tout l'isthme du gosier, le voile du palais, les
amygdales, la luette, surtout la paroi postérieure
du pharynx, offrent une teinte rouge et luisante,
comme dans une violente phlegmasie. De petites
granulations soulèvent la muqueuse en différents
points; elles sont surtout bien visibles à la base de la
langue. Les malades n'accusent pas une douleur vive,
mais ils se plaignent plutôt que leur gorge est dessé-
chée et leur salive visqueuse : aussi sont-ils obligés

de recourir sans cesse à des pastilles fondantes afin de se lubrifier la bouche et de faire cesser, momentanément du moins, l'aridité des membranes. Ces pharyngites se dissipent souvent d'elles-mêmes, puis elles reparaissent spontanément, sans qu'on puisse s'expliquer ni leur absence, ni leur retour.

Ce qui, au point de vue pratique, distingue la pharyngite vénérienne des pharyngites ordinaires, c'est qu'elle résiste à tous les moyens auxquels celles-ci cèdent aisément. Un autre caractère qui les différencie, c'est que les eaux sulfureuses, même les plus puissantes, en triomphent avec une facilité merveilleuse, tandis qu'elles exaspéreraient les pharyngites franchement inflammatoires. Aussi ne craignez pas d'administrer l'eau minérale de toutes les manières : boissons, bains, pédiluves, gargarismes. M. Barrié se sert souvent en pareil cas d'un petit appareil, imaginé par M. François, au moyen duquel il dirige de légères douches jusqu'au fond de l'arrière-gorge. Sous l'influence de ces moyens combinés, la vitalité des tissus se modifie rapidement : la muqueuse pâlit, elle devient plus humide, plus souple; les glandules se dégorgent et s'affaissent, puis tout rentre dans l'ordre.

Ces éruptions érythémateuses du pharynx ne sont peut-être pas sans quelque analogie avec l'*herpes preputialis* que les mêmes causes développent si fréquemment. Je le croirais d'autant mieux que cet herpès cède facilement aussi à l'emploi des eaux minérales.

Nous venons de parler d'accidents que je pourrais appeler pseudo-vénériens. Passons maintenant à l'étude de ceux qui appartiennent en propre à la syphilis constitutionnelle, non seulement par leur origine, mais aussi par leur essence. Quel plus affreux tableau ! Le virus s'attaque à tous les systèmes, comme à tous les tissus, et se traduit le plus ordinairement sous l'aspect de douleurs ostéocopes, de tubercules profonds de la peau et des muqueuses, d'exostoses, de caries, de nécroses et de sordides ulcères.

Bordeu disait que « les eaux n'étaient efficaces qu'à la condition que Vénus n'était pas de moitié dans les plaies que Mars aurait produites. » Ceci était vrai pour l'époque où écrivait l'illustre médecin, car on n'associait point, comme on le fait maintenant, le mercure et l'iodure de potassium au traitement minéral, et par suite les eaux ne faisaient qu'ajouter aux ravages de la syphilis. Mais aujourd'hui les cas de guérison par ces moyens combinés sont si nombreux, si authentiques, qu'une assertion de cette nature serait un véritable anachronisme.

Comme preuve de ce que j'avance, et en même temps comme démonstration clinique de la marche à suivre en pareil cas, je citerai l'observation suivante que M. Fontan a publiée, parmi beaucoup d'autres, dans un intéressant opuscule (1).

« Madame L..., âgée de quarante-deux ans, mariée à un militaire, fut attaquée d'une affection syphi-

---

(1) FRAGMENT D'UN TRAVAIL SUR LES EAUX SULFUREUSES DES PYRÉNÉES, par le docteur A. Fontan. Page 7 et suivantes.

lique, qui se manifesta d'abord par des ulcérations
aux organes génitaux, avec un écoulement muco-
purulent. La malade fut traitée par des moyens adou-
cissants et antiphlogistiques, et paraissait guérie,
lorsque, cinq à six mois après, elle fut prise de douleurs de gorge qui ne cédèrent pas à des gargarismes
émollients ; elle fut prise en même temps de douleurs
au front et à la partie antérieure de la jambe droite ;
bientôt après, les points où elle avait senti les douleurs se tuméfièrent et présentèrent des tumeurs plus
ou moins saillantes, qui, offrant d'abord de l'empâ-
tement, finirent par s'ulcérer ; elle offrait aussi à la
surface des membres plusieurs ulcérations arrondies,
d'un aspect violacé, qui étaient venues peu à peu.

» La malade fut soumise à un traitement dont elle
ne peut bien rendre compte ; elle sait qu'on lui tou-
cha plusieurs fois la gorge avec une pierre qui brûlait,
dit-elle ; qu'on lui fit faire des gargarismes avec des
solutions diverses ; qu'on lui pansa les ulcères du
front, de la jambe et des membres avec un onguent
grisâtre, et qu'on lui fit prendre pendant plusieurs
mois des pilules et des sirops, mais tout cela sans
succès. Peu à peu sa santé générale s'altéra ; elle devint très faible et très maigre : elle perdit complète-
ment l'appétit, et fut réduite à garder le lit pendant
près d'un an ; elle salivait presque continuellement.

» Elle fut envoyée, en désespoir de cause, à Bagnères-de-Luchon, où elle arriva dans l'état suivant:

» Sa faiblesse est si considérable et sa jambe si dou-
loureuse qu'elle ne peut se soutenir ; on est obligé de

la porter à son logement ; elle est dans un état d'amai-
grissement considérable ; elle porte sur le front trois
tumeurs gommeuses, dont une au centre, largement
ulcérée, à bords durs ; une tumeur gommeuse à la
jambe droite ulcérée, et laissant suinter un pus icho-
reux. Tous les membres sont remplis d'ulcères pha-
gédéniques ; le voile du palais et les amygdales sont
largement ulcérés ; ces ulcérés sont arrondis, à bords
taillés à pic ; l'inappétence est complète. Je prescrivis des bains de Richard-Nouvelle à 27 degrés 1/2
Réaumur ; boisson de Richard-Nouvelle, un à trois
verres le matin, à jeun, graduellement. Injections
dans les sinus des tumeurs gommeuses avec l'eau de
Richard-Nouvelle, plusieurs fois le jour. Pansement
avec le cérat opiacé.

» Après quatre bains, la malade se trouva un peu
moins faible, les ulcérations prirent un meilleur aspect, l'appétit revint un peu, mais il survint une
légère constipation. Lavements émollients.

» Après le huitième bain, la malade éprouva des
malaises, de la céphalalgie, des douleurs vagues par-
courant les membres. Le pouls devint plein et plus
vif ; suspension du bain, boissons délayantes, diète ;
la nuit fut agitée, la soif devint vive ; le lendemain,
tous les symptômes s'étant exaspérés, le pouls étant
vibrant ; diète, boisson délayante ; le troisième jour,
même état, saignée du bras de trois palettes ; le soir,
calme, moins de fièvre, soif moins vive ; le lendemain, quatrième jour, mieux marqué ; le cinquième
jour, reprise des bains. Le bain est bien supporté, la

malade se trouve mieux qu'avant la fièvre ; l'appétit revient, on continue le bain jusqu'au sixième : alors malaise, excitation, pouls vif. Je ne voulus pas revenir à la saignée, je prescrivis un bain émollient pendant une heure et demie à 26 degrés 1/2. Ce bain calma la malade, qui put reprendre le lendemain son bain minéral ; depuis, je ne la saignai plus, mais lorsque, après une série de cinq ou six bains, il survenait de l'excitation, je lui faisais prendre un bain émollient prolongé qui la calmait parfaitement.

» Sous l'influence des bains, les ulcérations avaient pris un bon aspect, le pus des tumeurs gommeuses avait été modifié ; il existait une amélioration marquée, mais les eaux seules ne paraissaient pas pouvoir guérir la malade. Je prescrivis des pilules de proto-iodure de mercure de 2 centigrammes 1/2, je touchai les ulcérations soit des amygdales, soit du voile du palais avec une solution de nitrate acide de mercure étendu de six parties d'eau, et je fis ajouter parties égales d'onguent napolitain au cérat opiacé ; je fis faire en même temps des frictions avec une pommade composée de parties égales d'onguent napolitain et d'axonge, et d'un dixième d'extrait de belladone, sur les tumeurs gommeuses. Sous l'influence de ce traitement, les ulcérations des membres se fermèrent ainsi que deux tumeurs gommeuses du front ; la tumeur gommeuse moyenne du front et la tumeur de la jambe diminuèrent considérablement. Je fis prendre à la malade la boisson de la Reine, et les bains de la Reine et de la Froide ; l'amélioration de la santé générale devint manifeste, la malade reprit de l'embonpoint : ses forces lui permirent de faire quelques promenades en voiture, et, après la troisième promenade, la malade put se promener dans le jardin, puis sur l'allée du bain. Je fis prendre quelques douches sur les tumeurs gommeuses de la jambe et du front; les tumeurs s'affaissèrent, et celle du front se ferma en laissant une dépression centrale elliptique que la malade cachait très bien à l'aide d'une ferronnière. Cette malade partit après trois mois de traitement, ayant pris près de 80 bains.

» Elle revint l'année suivante pour conduire sa fille, dont elle semblait la sœur aînée. Elle m'apprit que l'ulcère de la jambe s'était fermé deux mois après son retour, et que depuis elle n'avait rien éprouvé. »

— J'ai reproduit cette observation dans ses détails, car elle nous fait en quelque sorte toucher du doigt les diverses phases par lesquelles les eaux minérales font passer l'affection syphilitique avant de la guérir ou du moins d'en rendre la guérison possible. Ainsi, leur premier effet a été d'exaspérer les symptômes et d'allumer la fièvre, au point qu'il a fallu interrompre les bains et recourir aux antiphlogistiques : puis les accidents se sont calmés, mais la maladie est restée stationnaire. C'est alors qu'on a fait intervenir les préparations mercurielles, et, sous leur influence combinée à celle des eaux, vous avez vu les ulcères se cicatriser, les tumeurs se fondre, la vie renaître, et une métamorphose véritable s'opérer dans tout l'organisme.

. Je ne pousserai pas plus loin ces citations. A quoi me servirait de multiplier les exemples? Celui que j'ai choisi, étant un des plus graves et des plus concluants, peut parfaitement servir de spécimen. Qu'il me suffise donc d'avoir constaté par quel artifice les eaux minérales, quand elles ne peuvent amener seules la guérison de la syphilis, sont encore fort utiles comme médication adjuvante.

§ III.

DES EAUX MINÉRALES COMME MOYEN AUXILIAIRE ET PRÉSERVATIF DU TRAITEMENT MERCURIEL.

Le mercure, cet admirable antidote de la syphilis, inspire à beaucoup de personnes une répugnance voisine de la terreur. Quand vous en proposez l'usage, elles vous opposent que ce métal, une fois passé dans le corps, n'en sortira plus, et que là il exercera des ravages semblables, sinon supérieurs, à ceux de la vérole elle-même. Ce sont là heureusement des préventions dont l'expérience de chaque jour démontre le peu de fondement, ou du moins l'exagération. Toutefois la question est trop grave pour que nous ne nous y arrêtions pas un instant.

« Pour me prouver, dit M. Ricord, que le mercure peut produire les mauvais effets qu'on lui impute, qu'on me montre un sujet qui, sous son influence seule et sans antécédents syphilitiques, ait été pris plus tard de tubercules muqueux ou de syphilides

4

lenticulaires. Une telle preuve serait cependant facile
à donner, si ce médicament pouvait être la cause de
pareils symptômes ; car, tous les jours, il est administré, sous toutes les formes, dans des cas autres que
ceux qu'on peut rapporter à la syphilis. Interrogez
d'un autre côté la population actuelle qui a passé
l'âge de cinquante ans, et vous serez étonnés du nombre des personnes qui, sous l'influence des anciennes
doctrines exclusives, ont fait des traitements mercu-
riels sans avoir jamais rien éprouvé. Ce nombre est
vraiment si grand que le chiffre, sans pouvoir citer
les individus pour le vérifier, ne manquerait pas d'ê-
tre taxé d'exagération (1). »

M. Ricord reconnaît volontiers que des cas très
graves de syphilis s'observent chez des malades qui
ont fait usage de mercure, mais questionnez ces malades et vous aurez la preuve que chez la plupart le
traitement a été insuffisant ou mal administré. D'ail-
leurs qu'y aurait-il d'étonnant à ce que certaines syphilis fussent réfractaires aux préparations mercurielles? Nous voyons bien tous les jours des fièvres
intermittentes résister au sulfate de quinine, et cependant personne ne s'avisera de contester les vertus
fébrifuges du quinquina. Il me semble donc que la
conclusion la plus rationnelle à tirer de ces faits,
c'est que le mercure est un médicament des plus
précieux et des plus énergiques, dont l'emploi, pour
être suivi de succès, réclame de grands ménagements
et surtout une main expérimentée.

(1) *Op. cit.*, p. 607.

Je sais que quelques médecins éclairés et conscientieux sont loin de partager ces doctrines. Mais ce que je sais aussi, c'est que, à côté du débat scientifique qu'ils ont soulevé, d'autres sont venus placer l'intérêt du lucre. Ainsi vous rencontrez parmi les détracteurs les plus ardents du mercure ces spéculateurs de bas étage qui, bravant toute pudeur, étalent sur nos murs, glissent sous nos portes, insinuent jusque dans nos foyers leurs cyniques et mensongers prospectus. Dès lors, il n'y a pas lieu d'être surpris de ce que, à force de harceler sans cesse l'opinion, ils aient fini par l'égarer.

Quoi qu'il en soit, les eaux minérales, si elles ne décident pas la question, peuvent du moins y intervenir utilement en ce qu'elles possèdent la propriété de faire disparaître les accidents qui suivent quelquefois l'emploi du mercure, soit qu'on reporte ces accidents au métal lui-même, soit qu'il faille les attribuer à son usage intempestif. Telle est du moins l'opinion des médecins qui ont étudié les eaux, non point dans les méditations spéculatives du cabinet, mais dans les faits directs et positifs observés sur les lieux mêmes. Ils ont de plus remarqué que les eaux minérales, quand on les administre en même temps que les mercuriaux, favorisent l'action du médicament et mettent à l'abri de la salivation.

Écoutons à ce sujet M. Despine, le savant inspecteur des eaux d'Aix en Savoie (1):

(1) *Manuel de l'étranger aux eaux d'Aix-en-Savoie*, par Constant Despine, p. 217.

« Mon père est le premier qui ait associé, à Aix,
l'usage du mercure à celui des eaux, pour la guérison des affections vénériennes, et l'on peut dire que
les succès ont dépassé ses espérances. Les bains, la
boisson des eaux, la douche et l'étuve ; des préparations mercurielles, variées suivant l'âge, les goûts, les
habitudes du malade ; quelques pilules altérantes et
diaphorétiques, des boissons lénitives, de légers laxa-
tifs constituent toute sa méthode. C'est par ces
moyens simples et modifiés d'après les circonstances,
qu'il est parvenu, après un traitement de cinq à six
semaines, à faire disparaître les symptômes de la syphilis devenue constitutionnelle, et caractérisée par
des ulcères rongeants et serpigineux, des exostoses,
des douleurs nocturnes ostéocopes, des bubons, des
végétations verruqueuses et autres ; la blennorrhagie
syphilitique, la carie, l'iritis, etc., symptômes qui
avaient jusque-là résisté à tous les remèdes auxquels
on avait eu recours.

» Un fait très remarquable dans cette médication
par les eaux et le mercure, c'est l'absence presque
constante de la salivation, malgré les doses souvent
énormes de ce métal introduites dans le corps. Il ne
peut s'expliquer que par l'abondance des sueurs qui,
ne permettant pas au mercure de séjourner plus
longtemps dans l'économie, l'empêchent d'y exercer
une action délétère ; ou aussi, peut-être, par une
combinaison chimique qui transformerait en sulfure
le mercure et le soufre absorbés (1). »

(1) *Op. cit.*, p. 5.

M. Vidal, médecin aux mêmes thermes, m'a communiqué des résultats tout à fait pareils, extraits de la pratique de son père et de la sienne.

MM. Pagès à Barèges, Dupré à Cauterets, Barrié et Fontan à Luchon, ne sont pas moins explicites. M. Fontan surtout insiste d'une manière toute spéciale sur cette parfaite innocuité du mercure.

« C'est, dit-il, un fait de la plus haute importance que les malades ne salivent jamais quand ils suivent un traitement mercuriel, en faisant usage des eaux sulfureuses de Luchon en boissons et en bains, que les malades qui salivent, en arrivant, à la suite d'un traitement mercuriel, sont bientôt guéris par l'usage de nos eaux, et qu'ils peuvent, après quelques jours, reprendre ce traitement sans que l'accident se reproduise (1). »

M. Fontan attribue également l'absence de salivation « à la neutralisation de l'excès du principe mercuriel par le principe sulfureux qui en forme un sulfure de mercure insoluble, et par suite inerte. »

Enfin M. Hartung, un des médecins les plus distingués d'Aix-la-Chapelle, constate les mêmes phénomènes ; mais, de plus, il mentionne une particularité des plus singulières qu'il m'a dit avoir eu déjà plusieurs fois l'occasion d'observer. C'est que, chez certains malades qui ont abusé des préparations mercurielles, les eaux, bien qu'administrées seules, provoquent spontanément, au début de la cure, une salivation très abondante, et en même temps les acci-

(1) Op. cit., p. 5.

dents se dissipent, comme si le mercure, à mesure qu'il s'échappe par cette espèce d'émonctoire, débarrassait d'autant l'organisme où il se trouvait emprisonné.

Je ne puis me dispenser, vu la singularité du fait, de citer une de ces observations :

Un jeune homme, d'une constitution lymphatique, habitant le nord de l'Allemagne, fut atteint, pendant l'hiver, d'une ulcération vénérienne pour laquelle on lui fit prendre le sublimé à très haute dose. Le mal local disparut, mais, depuis cette époque, la santé resta languissante. Après beaucoup de traitements qui tous échouèrent, le malade fut envoyé, en désespoir de cause, aux eaux d'Aix-la-Chapelle, où il arriva pâle, anémique, émacié, sans appétit comme sans sommeil, et agité d'un tremblement général. On aurait dit d'un vieillard accablé par l'âge et les infirmités. M. Hartung lui prescrivit l'eau minérale sous toutes les formes. Il survint peu de changements dans les premiers jours, puis, tout à coup, le malade fut saisi d'une salivation excessivement forte, rappelant trait pour trait les caractères de la salivation mercurielle. Or depuis plus de dix ans il n'avait pas pris un atome de mercure ! Cette salivation amena une détente générale qui fut promptement suivie de la disparition de tous les accidents, à tel point que le malade put bientôt quitter les eaux complétement guéri.

Il résulte des témoignages que je viens de reproduire et qui ont d'autant plus de valeur qu'ils éma-

nent tous de médecins spéciaux, que les eaux minérales, lorsqu'elles sont associées au mercure, ajoutent
aux vertus curatives de ce médicament et que, de plus,
elles préviennent les inconvénients qui se rattachent
quelquefois à son emploi.

Les mêmes remarques s'appliquent à l'iodure de
potassium, qui est aux accidents tertiaires de la syphilis ce que le mercure est aux accidents secondaires. Quand on combine les préparations d'iode
avec la médication thermale, leur effet est bien plus
puissant, et il est rare qu'elles déterminent vers l'es-
tomac ces pesanteurs et ces pincements dont les malades sont quelquefois si fortement incommodés lorsqu'on les emploie seules.

J'en resterai là de mon travail, car le but que je
m'étais proposé me paraît atteint. Oui, les eaux minérales sont utiles comme moyen diagnostique de la
syphilis; elles sont utiles également comme moyen
curatif de cette redoutable affection; enfin elles agissent tout à la fois comme agent préservatif et comme
agent auxiliaire du traitement mercuriel. La démonstration à cet égard me semble avoir été complète.
Sans doute il me serait facile d'invoquer de nouvelles
autorités, de citer de nouveaux faits, mais, les résultats étant partout les mêmes, je craindrais de
tomber dans d'inutiles et fastidieuses redites.

Je n'ai pas cru devoir non plus mentionner d'une
manière spéciale les sources qui conviendraient le
mieux pour tel ou tel cas où l'on conseillerait les

eaux. C'est qu'en effet je me suis étendu déjà très longuement à ce sujet dans mon GUIDE PRATIQUE AUX EAUX MINÉRALES. Ainsi non seulement une notice particulière s'y trouve consacrée à la description des différentes sources, mais, de plus, j'ai comparé celles-ci entre elles et mis en regard de chacune le nom des maladies pour lesquelles elles sont appropriées, indiquant avec un soin égal les préceptes à suivre et les écueils à éviter. Enfin, comme il est des eaux qu'on peut parfaitement boire transportées, et que même quelques unes ne pourraient être prises à la source, faute d'établissements convenables, je les ai énumérées à part, ainsi que les changements que le transport leur fait subir, et les modifications thérapeutiques qui en sont la conséquence.

Je ne puis donc que renvoyer à mon ouvrage pour tout ce qui a trait au choix des eaux et aux détails pratiques de leur emploi.

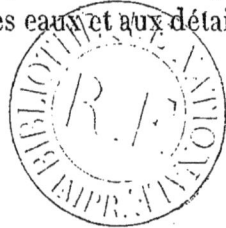

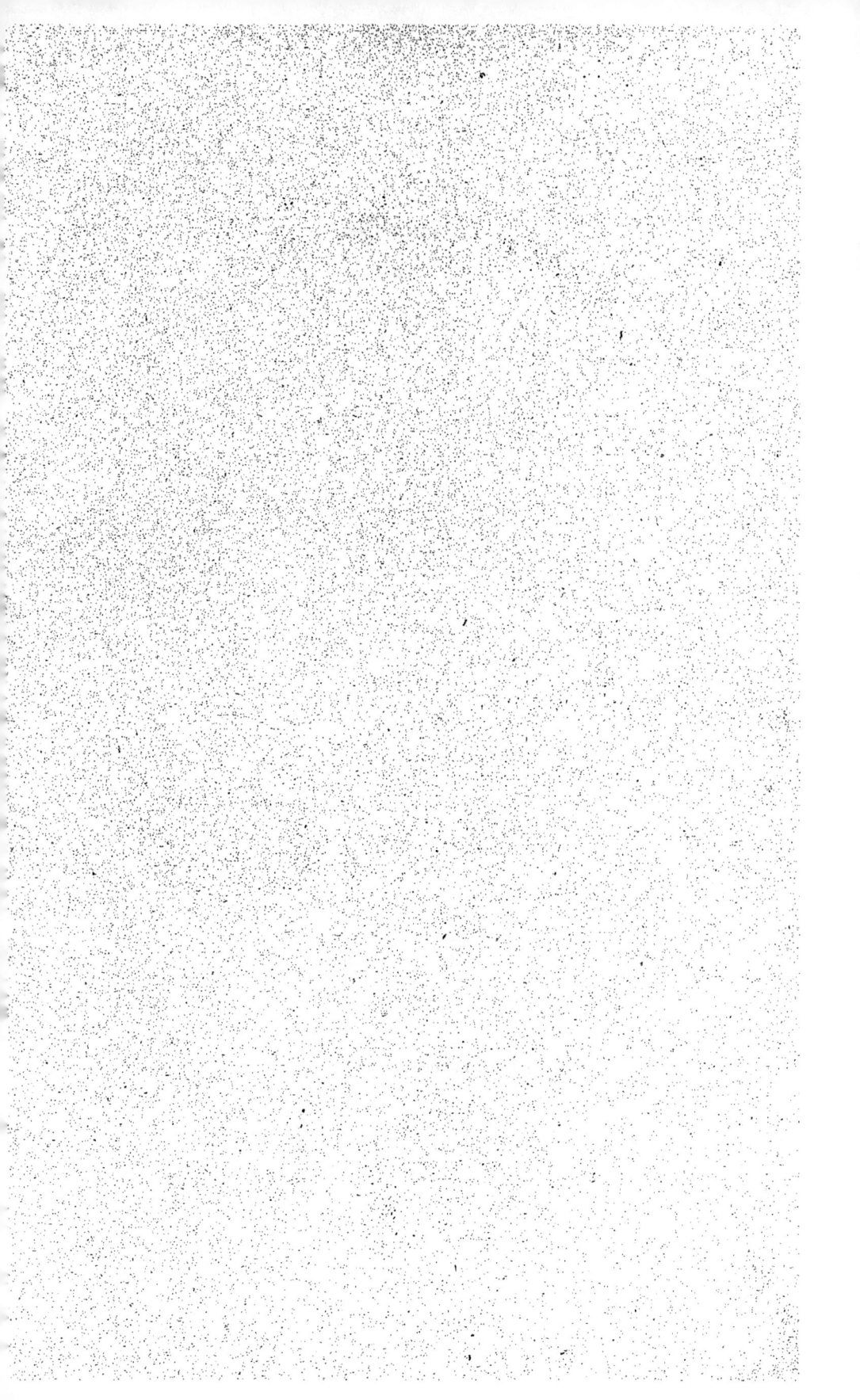

JAMES (Constantin). **GUIDE PRATIQUE AUX PRINCIPALES EAUX MI-
NÉRALES DE FRANCE,** de Belgique, d'Allemagne, de Suisse, de Savoie et
d'Italie ; contenant la description détaillée des lieux où elles se trou-
vent, ainsi que la composition chimique, les propriétés médicales et
le mode d'emploi de ces sources ; suivi de quelques considérations
sur les étuves, les bains de gaz et les bains de mer, et d'une **Notice**
sur les eaux minérales naturelles transportées et sur leur emploi.
Paris, 1851, 1 vol. in-8 . . . . 7 fr. 50

JAMES (Constantin). **DE L'HYDROTHÉRAPIE OU TRAITEMENT PAR L'EAU
FROIDE,** études faites pendant un voyage en Allemagne. 1 volume
in-8 . . . . 3 fr.

ALIBERT (Constant). **DES EAUX MINÉRALES** dans leurs rapports avec
l'économie publique, la médecine et la législation. Paris, 1852,
in-8 . . . . 2 fr. 50

CHENU. **ESSAI PRATIQUE SUR L'ACTION THÉRAPEUTIQUE DES EAUX
MINÉRALES.** Ire partie, comprenant : une notice historique sur les eaux
minérales en général ; le mode d'administration des eaux, etc., et un
catalogue des ouvrages publiés sur les eaux minérales. Paris, 1844,
1 vol. in-8 . . . . 7 fr.

   IIIe partie, comprenant : **Dictionnaire des eaux minérales.**
   Premier fascicule, **A** à **MAL.** 1 vol. in-8 . . . . . . 4 fr. 50

AUBER (Édouard). **GUIDE MÉDICAL ET HYGIÉNIQUE DU BAIGNEUR
A LA MER.** Paris, 1851, 1 vol. grand in-18 . . . . 3 fr. 50

AUBER (Édouard). **NOTICE SUR TROUVILLE-LES-BAINS.** Paris, 1851,
br. grand in-8 . . . . 1 fr. 50

PONTE-RENO. **L'EAU ;** méthode spéciale de son emploi curatif. Paris,
1852, 1 vol. in-8 . . . . 2 fr. 50

Paris. — Imprimerie de L. MARTINET, rue Mignon, 2.

www.ingramcontent.com/pod-product-compliance
Lightning Source LLC
Chambersburg PA
CBHW060504210326
41520CB00015B/4096